AF246833

DES LÉSIONS ANATOMIQUES

DANS

L'ATAXIE LOCOMOTRICE PROGRESSIVE

ET DE SES RAPPORTS AVEC D'AUTRES MALADIES PEU CONNUES DE LA MOELLE ÉPINIÈRE.

PAR

M. BOUCHARD

Interne des Hôpitaux de Paris.

COMMUNICATION FAITE AU CONGRÈS MÉDICAL DE LYON.

LYON

IMPRIMERIE D'AIMÉ VINGTRINIER

Rue de la Belle-Cordière, 14.

1865

DANS L'ATAXIE LOCOMOTRICE PROGRESSIVE

ET DE SES RAPPORTS AVEC D'AUTRES MALADIES PEU CONNUES DE
LA MOELLE ÉPINIÈRE.

Quand on embrasse, dans un coup d'œil d'ensemble, l'étude historique de l'anatomie pathologique de la moelle épinière, on voit qu'après les lésions communes, inflammations, tumeurs, tubercules, etc., des lésions nouvelles ont été constatées : et d'abord les ramollissements médullaires, dont on ne peut pas nier la réalité, mais dont la fréquence me paraît avoir été singulièrement exagérée. On trouve aussi notées sommairement, dans quelques observations, des indurations, des atrophies de la moelle épinière. Les études anatomiques attentives, en donnant plus de consistance et de précision à ces notions trop vagues, devaient conduire à la découverte d'une nouvelle lésion pathologique. Cette lésion, nettement constatée par M. Cruveilhier, observée aussi par Hutin, par Ollivier d'Angers, par Carswel, est figurée d'une façon très-exacte dans l'Atlas d'anatomie pathologique de M. Cruveilhier, et décrite sous le nom de *dégénération grise*. C'est à cette même altération qu'on a donné depuis les noms d'*atrophie grise, induration grise, altération gélatineuse, sclérose*. Ce dernier mot, peut-être le plus impropre, est celui qui semble prévaloir parmi nous ; c'est lui que nous emploierons de préférence dans le cours de ce travail.

Nous nous réservons d'aborder, en terminant, l'étude de cette lésion au point de vue de l'anatomie et de la physiologie pathologiques ; dès à présent, sans préjuger sa nature qui n'est pas une — la sclérose, nous le verrons, comprenant trois espèces distinctes — disons que, sous ce nom, nous entendons toute lésion de la substance blanche médullaire caractérisée par une teinte grisâtre, demi-transparente, comme gélatineuse; de consistance plus ferme que le tissu sain ; se rétractant légèrement à la coupe, d'où il résulte que, sur les points altérés, la surface de section est généralement concave; présentant au microscope une altération avec raréfaction des tubes nerveux, une multiplication des noyaux du tissu conjonctif, offrant enfin en quantité plus ou moins grande des corps amyloïdes

Ainsi caractérisée, la sclérose peut offrir une forme, une étendue, une profondeur, un siége très-variables; et, sous ce rapport, on est conduit à admettre différentes variétés.

Une de ces variétés est ce que j'appellerai la sclérose *en plaques*. Dans ce cas, la lésion est généralement peu étendue et bien délimitée, pénétrant à une profondeur variable, pouvant même atteindre jusqu'aux limites de la substance grise, portant rarement sur un seul cordon, mais comprenant, en général, dans son épaisseur, une portion de faisceaux de substance blanche de différents ordres. Enfin, elle peut siéger sur la moelle à des hauteurs variables. Cette sclérose en plaque, examinée à l'état frais à travers les membranes, paraît comme une tache grise sur la surface blanche des cordons médullaires. On en trouve des exemples dans les Atlas de M. Cruveilhier et de Carswel; M. L. Türk en a figuré un cas dans un mémoire communiqué en 1855 à l'Académie des sciences de Vienne, et relatif aux altérations primitives des cordons de la moelle. Enfin, je dois à l'obligeance de M. Charcot la communication d'un nouveau cas, où une sclérose en plaque d'une pyramide antérieure avait produit une hémiplégie du côté opposé.

Au lieu de se limiter ainsi dans tous les sens, la sclérose peut perdre en profondeur et en largeur, mais gagner dans le sens longitudinal. On la voit alors limitée, en général, à des cordons isolés, les occuper dans une profondeur variable, mais s'étendre à toute ou presque toute leur longueur. C'est ce que, à défaut d'un nom qui rende mieux ma pensée, j'appellerai sclérose *rubanée*.

Cette sclérose rubanée envahit rarement un seul cordon; elle est presque toujours symétrique. On la rencontre dans les deux cordons postérieurs, dans les deux cordons latéraux, occupant des portions correspondantes de ces cordons: généralement la partie interne des cordons postérieurs, la partie externe et postérieure des cordons latéraux. Quand les cordons antérieurs sont pris de sclérose rubanée, ce qui coïncide toujours avec d'autres lésions de la moelle, c'est d'habitude vers le sillon antérieur que la lésion est le plus marquée.

M. Cruveilhier a vu et figuré les deux cordons postérieurs pris dans toute leur étendue de dégénération grise et seuls malades. Une lésion identique a été observée également par Hutin, Carswel, Ollivier d'Angers, Türk, etc., et récemment par de nombreux auteurs en France et en Allemagne. Cette sclérose rubanée limitée aux cordons postérieurs est celle qu'on a vue le plus souvent. Si elle n'est pas la plus fréquente, c'est au moins la mieux connue.

L. Türk a vu les deux cordons latéraux pris de la même altération dans toute leur longueur, à l'exclusion des autres cordons de substance blanche. M. Charcot a vu deux cas semblables, et j'ai pu étudier avec soin l'un de ces cas. L'histoire de la sclérose rubanée des cordons latéraux se borne à ces quatre faits.

Les cordons antérieurs n'ont jamais été vus seuls sclérosés ; mais plusieurs fois ils ont présenté cette altération en même temps que les cordons latéraux.

En effet, cette sclérose rubanée, qui atteint tout un ordre de cordons, peut empiéter sur la partie contigüe des cordons voisins et envahir plus ou moins ces cordons.

L. Türk a vu dans cinq cas les cordons postérieurs et la partie postérieure des cordons latéraux pris de sclérose. Leyden, dans son récent travail sur l'ataxie, rapporte plusieurs exemples de cette coïncidence, qui a été également observée par M. Charcot. Enfin, j'ai pu faire, il y a peu de temps, l'examen histologique de la moelle d'une femme ataxique morte dans le service de M. Vulpian, moelle sur laquelle j'ai constaté très-nettement cette altération simultanée des cordons postérieurs et de la partie postérieure des cordons latéraux.

L. Türk a vu dans un cas la même lésion occuper à la fois les cordons latéraux et les cordons antérieurs. M. Charcot a rencontré plusieurs faits analogues, et j'ai pu moi-même en étudier quelques-uns.

Indépendamment de cette sclérose en plaque et de cette sclérose rubanée envahissant un ou deux ordres de cordons de substance blanche, il existe une troisième variété que j'appellerai sclérose *diffuse* et qui participe des caractères de l'une et de l'autre.

Dans cette variété, la sclérose étant très-prononcée en un point où elle envahit presque toute l'épaisseur de la moelle, diminue insensiblement à mesure qu'on s'en éloigne au-dessus et au-dessous, abandonne peu à peu certains cordons pour se limiter dans d'autres, puis quitte ces derniers pour reparaître dans les précédents, se renforçant de distance en distance sans régularité, et cette fois sans aucune symétrie, tellement qu'on peut voir sur la même coupe le cordon postérieur droit complètement altéré et celui du côté gauche parfaitement sain,

Dans cette sclérose diffuse, la moelle est atteinte en général dans toute sa longueur ; mais elle est altérée inégalement suivant son épaisseur.

Je ne sache pas que cette variété ait jamais été signalée ; je l'ai observée avec M. Charcot, dans deux cas auxquels s'applique exactement la description précédente.

Voilà pour les variétés de siége et de disposition de la sclérose dans la moelle. Jetons, maintenant, un rapide coup d'œil sur l'historique de la symptomatologie des maladies de ce centre nerveux.

On peut dire que les maladies de la moelle épinière, comme celles des autres organes, mais plus tardivement, ont été isolées, démembrées des cadres trop vastes de l'ancienne nosologie, où des espèces différentes se trouvaient confondues. Pour ne parler que des troubles chroniques du mouvement dans les deux membres inférieurs, l'analyse clinique aidée, il faut le dire, de l'anatomie pathologique, est arrivée à montrer que, dans ce groupe des *paraplégies*, il y avait lieu de distinguer des éléments dissemblables. On fit ce qui avait été fait longtemps auparavant pour les maladies de poitrine, plus récemment pour les amauroses, etc. Pour me limiter à un exemple qui, dans ces dernières années, a éclairé d'un jour nouveau l'histoire des maladies de la moelle, je rappellerai qu'on est arrivé à reconnaître que certains symptômes se trouvaient plus fréquemment réunis, qu'ils se groupaient à l'exclusion d'autres symptômes ; et cet ensemble symptomatologique a pu apparaître comme constituant une maladie distincte qu'il fallait démembrer des paraplégies. Romberg l'a appelée *tabes dorsalis*, et M. Duchenne a préféré lui donner le nom d'*ataxie locomotrice progressive*.

Or, les autopsies faites simultanément, à Lyon par M. Carre, à Paris par M. Bourdon, ont fait voir que cet ensemble symptomatologique correspondait à la sclérose des cordons postérieurs. Cette relation a été confirmée depuis par de nombreuses ouvertures cadavériques, et l'on a trouvé bon nombre d'observations antérieures aux travaux de M. Duchenne, dans lesquelles des symptômes identiques correspondaient aux mêmes lésions. Ce sont les faits d'Ollivier, de Hutin, de Cruveilhier, de Stanley, de Romberg, de Tïmgel, de Friedreich et de Gull.

Ainsi se trouve constituée une maladie caractérisée par une lésion définie — la sclérose — d'un organe spécial, les cordons postérieurs de la moelle — déterminant un ensemble de symptômes variés au-dessus desquels domine l'incoordination des mouvements.

Resterait à chercher si cette maladie est toujours primitive, ou si elle n'est pas quelquefois sous la dépendance d'autres maladies (1). En tout cas, primitive ou secondaire, l'ataxie locomotrice progressive. telle que nous venons de la définir, est, sans faire plus de métaphysique, une maladie au même titre que la pneumonie.

Mais le symptôme, incoordination des mouvements, qui domine dans cette maladie ne suffit pas à la caractériser; et il peut bien s'observer en dehors d'elle. Ne se pourrait-il pas, en effet, que le désordre dans la locomotion existât dans des cas de compression ou de ramollissement des cordons postérieurs, qu'il se rencontrât même en dehors de toute lésion appréciable de la moelle. Un bon nombre de faits dans le détail desquels je ne puis pas entrer ici sembleraient donner raison à cette hypothèse.

L'anatomie pathologique a fait voir que les cordons latéraux peuvent, comme les postérieurs, être pris de sclérose rubanée. Peut-on rattacher à cette lésion des symptômes spéciaux? Peut-on, comme pour l'ataxie, distraire du groupe des paraplégies, un ensemble symptomatologique qui soit propre à cette sclérose des cordons latéraux?

J'ai dit que nous ne possédions encore que quatre cas de sclérose rubanée limitée aux cordons latéraux. Les deux qui appartiennent à L. Türk, ne peuvent nous être d'aucune utilité; ils ne sont pas accompagnés de l'observation des malades; ce sont de simples renseignements nécroscopiques. Restent les deux faits de M. Charcot. Dans ces deux faits, et notamment dans celui que j'ai pu observer, les symptômes dominants étaient : paralysie vraie avec contracture et conservation de la sensibilité. C'est ce qu'on pourrait appeler *paraplégie spasmodique*. Assurément deux faits ne suffisent pas pour créer une entité morbide ; mais, bien qu'elle n'existe encore qu'à l'état d'ébauche, il y a là une maladie qui doit prendre sa place à côté de l'ataxie.

On pourrait se demander aussi quels symptômes réponden à la sclérose des cordons antérieurs ? La réponse à cette question est impossible dans l'état actuel de nos connaissances ; cette sclérose, comme je l'ai dit, n'ayant jamais été observée isolément.

Si nous nous reportons maintenant à la symptomatologie de l'ataxie, à sa marche, à ses terminaisons, si nous nous renfermons dans l'étude clinique de la maladie, nous voyons que le désordre dans les mouvements volontaires avec intégrité de la puissance motrice, ce symptôme capital pour M. Duchenne et presque pathognomonique, souffre de nombreuses exceptions. Souvent, en effet, chez les ataxiques — et je parle de ceux qui ont eu tout le cortége des symptômes propres à cette maladie — les mouvements sont plus faibles qu'à l'état normal ; souvent le dynamomètre démontre que la puissance motrice est moindre à un moment donné qu'elle ne l'était quelques mois auparavant. A la Salpêtrière, où ces malades se donnent rendez-vous après avoir épuisé les ressources qu'ils espéraient trouver dans les autres hôpitaux, il n'est pas rare que l'on ait à inscrire le diagnostic paraplégie pour des femmes qui, dans divers services, avaient été traitées comme ataxiques. Or, dans ces cas, il n'y a erreur ni d'un côté ni de l'autre, il y a transformation dans les symptômes morbides. D'ailleurs, cette transformation s'opère sous l'œil de l'observateur dans ce même hôpital de la Salpêtrière, où l'on peut suivre les malades depuis leur entrée jusqu'à leur mort. Des malades, franchement ataxiques au début, finissent par ne plus pouvoir marcher ni se tenir debout. Obligés de rester constamment couchés, ils en arrivent à ne pouvoir qu'à grand peine soulever leurs membres au-dessus du lit. Les ataxiques qui succombent aux progrès de leur mal meurent comme les paraplégiques, avec l'impotence absolue, avec la rétention ou l'incontinence des urines et des matières fécales, avec les escarres au sacrum, avec les cystites ulcéreuses.

Or, que rencontre-t-on à l'autopsie chez ces malades ? On trouve, indépendamment de la lésion des cordons postérieurs, une altération plus ou moins marquée des cordons latéraux. Quelques faits de ce genre sont consignés par Leyden dans ses recherches cliniques sur la dégénération grise des cordons postérieurs; M. Charcot a bien voulu me communiquer une observation analogue; et j'ai pu aussi en recueillir une nouvelle. C'est sur l'ensemble de ces faits qu'est basée l'interprétation que j'ai donnée plus haut.

D'autre part, des individus paraplégiques, chez lesquels les mouvements volontaires, bien qu'affaiblis, sont encore possibles, présentent assez souvent des troubles de la coordination; ils ont perdu la notion de la position de leurs membres. Chez eux, indépendamment des altérations des cordons antéro-latéraux, on trouve des lésions plus ou moins avancées dans les cordons postérieurs.

Il résulte de tout ce qui précède qu'entre l'ataxie pure et la paraplégie vraie, il y a des cas intermédiaires qui participent aux symptômes de l'une et de l'autre maladie, qui établissent entre elles des transitions insensibles, et qui sont en rapport avec ces faits démontrés par l'anatomie de scléroses de cordons de différents ordres.

C'est surtout dans les scléroses diffuses qu'on observe de pareilles associations de symptômes. Si la lésion est marquée surtout dans les cordons antéro-latéraux, la paraplégie domine. Si c'est dans les cordons postérieurs, l'ataxie semble l'emporter. Si les cordons postérieurs seuls sont malades, on a l'ataxie pure.

Tellement que je puis résumer ma pensée en disant que l'ataxie locomotrice est un accident géographique de la sclérose de la moelle — disons le mot — de la myélite chronique.

Ce n'est pas à la sclérose des cordons postérieurs que se borne l'anatomie pathologique de l'ataxie; beaucoup d'autres lésions accessoires ont été notées: je veux m'arrêter sur quelques-unes. Je ne dirai rien de ces méningites rachidiennes chroniques qu'on a observées quelquefois, ni de l'atrophie si connue des racines postérieures. Mais je signalerai un fait que je crois nouveau, c'est l'hypertrophie des ganglions des racines postérieures. Cette hypertrophie, qui porte exclusivement sur le tissu conjonctif, est surtout marquée dans les ganglions inférieurs. On sait, par l'expérience de Waller, que ces ganglions président à la nutrition des racines postérieures; et l'on pourrait supposer que l'altération des ganglions est primitive, qu'elle produit l'atrophie des racines et secondairement celle des cordons postérieurs. Indépendamment d'autres objections très-sérieuses qu'on pourrait faire à cette hypothèse, je dirai que, dans un cas, j'ai vu une pareille hypertrophie des ganglions des racines postérieures, compliquer, comme lésion secondaire, une atrophie des cordons postérieurs autre que celle de l'ataxie. C'est dans un cas de compression de la moelle par une tumeur. Les cordons postérieurs avaient été pris secondairement d'atrophie ascendante dans le tronçon de la moelle situé au-dessus de la tumeur, et les ganglions annexés aux racines qui naissaient du tronçon inférieur étaient tous notablement hypertrophiés. Existe-t-il réellement une relation entre les altérations chroniques des cordons postérieurs et l'hypertrophie des ganglions des racines postérieures? Je me borne à signaler cette coïncidence sans chercher à l'interpréter. Je la crois même inexplicable dans l'état actuel de nos connaissances. En effet, contrairement à une opinion assez répandue, les cellules nerveuses de ces ganglions n'ont aucune connexion avec les tubes nerveux des racines postérieures. Cette opinion, que soutient Kolliker, me semble mise hors de doute par les recherches de M. Vulpian, sur le ganglion de la racine postérieure de l'hypoglosse chez le chat.

Un certain nombre de lésions peuvent aussi se rencontrer dans l'encéphale chez les ataxiques. On peut les considérer comme des complications ; mais elles se montrent avec une certaine fréquence. Ainsi, indépendamment de ces scléroses des nerfs optiques, des bandelettes optiques et des divers nerfs moteurs de l'œil, qu'on a constatées plusieurs fois et qui peuvent tenir sous leur dépendance l'amaurose, le strabisme, l'inégalité des pupilles, on a noté, dans un certain nombre d'observations, la méningo-encéphalite diffuse d'où peut résulter l'association de la paralysie générale avec l'ataxie. Je dois dire toutefois que ce point exige de nouveaux éclaircissements ; en effet, les faits dans lesquels M. Baillarger a noté cette coïncidence sont rapportés sans autopsie ; Leyden, dans un cas, Westphal, dans trois cas, ont trouvé l'encéphale parfaitement normal, et cepen; dant les malades avaient présenté tous les signes de la démence paralytique. J'en dirai autant d'une observation publiée en 1856, par H. Hoffmann. Enfin, on a noté, dans quelques observations, l'encéphalite, le ramollissement cérébral et même le cancer du cerveau. Dans une autopsie d'ataxique faite récemment à la Salpêtrière, j'ai pu voir, indépendamment des lésions caractéristiques de la moelle, des masses cancéreuses disséminées dans la substance cérébrale.

Sans parler du cancer, on peut dire que ces diverses lésions cérébrales ne sont pas primitives ; on n'a jamais vu, en effet, une maladie du cerceau, quelle qu'elle soit, tenir sous sa dépendance une atrophie des cordons postérieurs. Dans les cas de lésion primitive du cerveau, les altérations secondaires de la moelle portent exclusivement sur la partie interne des cordons antérieurs et sur la partie externe et postérieure des cordons latéraux.

D'autre part, ces mêmes maladies cérébrales ne sont pas secondaires, car les lésions ascendantes des cordons postérieurs s'arrêtent toujours au plancher du quatrième ventricule.

Les diverses lésions du cerveau qui compliquent l'ataxie doivent donc être considérées comme concomitantes ; et, sans doute, les causes variées qui impressionnent d'une manière fâcheuse le système nerveux et amènent, chez l'un, la paralysie, chez l'autre, l'ataxie, chez un autre, le ramollissement cérébral ou la paralysie générale , etc., ces causes, dis-je, peuvent bien réaliser chez le même individu ces diverses maladies à la fois.

Je ne veux pas exagérer l'importance de cette interprétation ; mais je dirai que, chez les ataxiques, le cerveau peut être en souffrance, peut présenter des troubles fonctionnels graves, même sans lésion appréciable. Les faits que je citais plus haut de Leyden, de Westphal, de Hoffmann, où l'aliénation compliquait l'ataxie sans que l'anatomie ait pu découvrir aucune lésion dans le cerveau, viennent à l'appui de cette assertion. M. Charcot m'a communiqué un nouvel exemple de folie observée chez un ataxique dont la maladie avait été considérable-

ment amendée à la suite d'un traitement par le nitrate d'argent.
Dans ce cas, il s'agissait d'une manie aiguë, avec délire ambitieux, qui a d'ailleurs guéri complètement au bout de peu de temps.

L'histoire de l'ataxie locomotrice est encore récente, les observations qui s'y rapportent peuvent encore se compter, et déjà, dans un bon nombre de faits, on trouve notés des accidents cérébraux, des troubles intellectuels idiopathiques ou symptomatiques. Le médecin doit donc se tenir en garde contre ces complications, et, lorsqu'elles surviennent, les considérer comme un accident prévu, au lieu d'en accuser, comme on l'a fait, telle ou telle méthode thérapeutique.

Dans tout le cours de cette communication, j'ai fréquemment parlé de sclérose, de dégénération, d'induration grises, d'altération gélatineuse. Je dois maintenant appeler l'attention sur quelques caractères anatomiques de cette lésion, me bornant de préférence à l'étude de certaines particularités qui peuvent la faire reconnaître. Je l'ai définie au commencement de ce travail, et j'en ai indiqué les caractères que l'œil et le toucher peuvent apprécier immédiatement. Mais l'altération peut être assez peu avancée pour que cet examen ne fournisse que des renseignements insuffisants. Aussi est-il toujours utile, quand on soupçonne la sclérose, d'examiner à l'état frais une parcelle du tissu présumé malade. Le microscope y fait découvrir des tubes nerveux dont la substance médullaire est segmentée, quelquefois granuleuse, manque même parfois de distance en distance et laisse à nu le cylindre d'axe. Dans quelques cas, l'altération étant plus avancée, on voit ces filaments axiles mis à nu simuler des faisceaux de fibres du tissu conjonctif. Entre ces éléments nerveux plus ou moins altérés, on découvre une matière amorphe finement granuleuse, des noyaux du tissu conjonctif de la moelle, tels que ceux que M. Robin décrit sous le nom de myélocytes, enfin des corps amyloïdes.

Mais il est un procédé d'investigation qui n'exclut pas le précédent, qui est plus facile et plus précis au point de vue de la délimitation de la lésion, et qui, je crois, pourra rendre quelques services ; ce n'est plus un examen microscopique, c'est, à proprement parler, un réactif de la sclérose.

Après avoir fait macérer la moelle malade pendant quelques

semaines dans une solution très-étendue d'acide chromique, on pratique des coupes perpendiculaires à son axe, et, versant sur les surfaces de section quelques gouttes d'une solution ammoniacale de carmin, on voit presque immédiatement les parties sclérosées se teindre d'une belle couleur violette, tandis que les cordons de substance blanche saine gardent leur coloration ordinaire.

Enfin, sur cette moelle durcie dans l'acide chromique, on peut enlever de minces lamelles qui, examinées dans la glycérine à un faible grossissement montrent en clair les parties malades, le tissu qui s'est substitué aux tubes étant ainsi rendu transparent. Mais, dans ces espaces clairs, on voit, de distance en distance, des points opaques produits par la section des tubes qui n'ont pas encore été détruits.

Ces procédés suffisent en général; mais c'est sur les préparations faites dans le baume de Canada qu'on peut arriver aux résultats les plus satisfaisants.

Si nous abordons maintenant la physiologie pathologique de la sclérose, et que nous cherchions à quoi tient la disparition des tubes et l'hypergénèse des éléments du tissu conjonctif, nous nous trouverons en présence de deux opinions : la disparition des tubes tient à une maladie primitive du tissu dans lequel ils sont placés.; ou bien, ce tissu étant primitivement sain, les tubes s'altèrent par suite d'une lésion de leurs cellules nerveuses d'origine, qui, en dehors de leurs propriétés d'innervation, ont aussi celle de présider à la nutrition des tubes auxquels elles donnent naissance. Ces deux hypothèses sont chacune justifiées par des faits.

Il est hors de doute que les cordons médullaires peuvent s'altérer secondairement par suite d'une lésion des cellules originelles ou trophiques, ou par perte de connexion des tubes de ces cordons avec leurs cellules d'émergence. Toute maladie du cerveau, qui a détruit une certaine portion du tissu de ce centre nerveux, amène une altération descendante qu'on suit dans le pédoncule cérébral du même côté, dans la moitié correspondante de la protubérance, dans la pyramide antérieure située aussi du même côté. Cette altération se poursuit dans toute la longueur de la moelle, mais du côté opposé : et, comme l'a montré L. Turk, comme j'ai pu l'observer moi-même dans un grand nombre de cas, cette lésion secondaire de la moelle se limite à la partie interne du cordon antérieur, à la partie postérieure et externe du cordon latéral.

Si, d'autre part, la lésion porte primitivement sur le tissu de la moelle, comme peut le faire une tumeur, on observe à la fois l'altération descendante des cordons latéraux au-dessous de la lésion, l'altération ascendante des cordons postérieurs au-dessus.

Toutes ces altérations secondaires des cordons de la moelle sont caractérisées par une altération avec raréfaction des tubes et par une hypergénèse des éléments du tissu conjonctif. Le processus pathologique est le suivant. Peu de jours après le début de la maladie primitive, les tubes, séparés de leur cellule d'origine, altérés dans leur nutrition, présentent le phénomène dit de segmentation de la matière médullaire. Cette matière se réduit peu à peu en fragments qui subissent la régression graisseuse, si bien qu'au bout de deux mois environ elle est remplacée presque partout par des corps granuleux. A cette époque aussi, on voit se multiplier, entre les tubes malades, les noyaux de la névroglie, et peu à peu l'absorption s'empare des granulations graisseuses, seuls vestiges des tubes qui ont disparu.

Les cordons médullaires pris d'altération secondaire présentent donc d'abord une lésion des tubes, puis, plus tard, une hypergénèse du tissu conjonctif.

Dans d'autres cas de lésion des cordons de la moelle, sans altération des cellules nerveuses, une marche inverse conduit à un même résultat. Le tissu blanc primitivement malade est le siége d'une congestion vasculaire, avec production anormale de tissu conjonctif, puis les tubes nerveux autour desquels s'opère ce travail, altérés dans leur nutrition, s'atrophient secondairement. J'ai communiqué à la Société de biologie un fait qui me paraît justifier cette manière de voir.

Il existe donc deux maladies des cordons de substance blanche qui, bien que reliées par une lésion commune, la disparition des tubes et l'augmentation du tissu conjonctif, sont cependant essentiellement différentes au point de vue de la nature. L'une de ces maladies est toujours secondaire; les tubes s'altèrent d'abord et le tissu conjonctif semble venir combler les vides:

on pourrait l'appeler *sclérose secondaire* ou *fausse sclérose*. L'autre est une maladie primitive; le tissu conjonctif est d'abord pris d'hypergénèse en même temps que la partie se vascularise, puis les tubes disparaissent : c'est une sorte d'inflammation lente : on peut la nommer *sclérose primitive* ou *sclérose vraie*. Je la nommerais plus simplement *myélite chronique*, si ce nom n'avait été assigné à d'autres lésions de la moelle dont la nature inflammatoire est cependant loin d'être démontrée.

La sclérose vraie et la fausse sclérose se différencient par plusieurs caractères. J'en indiquerai quelques-uns.

La sclérose vraie a un tissu plus ferme ; sa coloration est généralement grisâtre, tandis que celle de la sclérose secondaire est plutôt jaunâtre ; elle est plus riche en noyaux que cette dernière ; enfin, les corps amyloïdes, très-abondants dans la sclérose vraie, sont très-rares ou manquent complètement dans la fausse sclérose. Par contre, les corps granuleux ou leurs débris, les granulations graisseuses, très-abondants dans la sclérose secondaire, sont relativement rares et peuvent même manquer dans la sclérose vraie.

C'est à la sclérose vraie que se rapporte tout ce qui a été dit dans la première partie de ce travail.

On confond encore avec la sclérose une autre altération qu'on n'en peut pas distinguer à l'œil nu et qui au microscope paraît produite par une diminution générale et graduelle du volume des tubes, lesquels peuvent même disparaître entièrement. Il en résulte une atrophie, souvent considérable, des cordons où s'opère ce travail. Le tissu conjonctif ne s'y développe qu'en petite quantité, et les corps amyloïdes manquent presque complètement. On doit réserver à cette lésion, qui est encore peu connue, le nom d'*atrophie grise*.

Lyon. Typ. Vingtrinier.